AF458890

TRAITÉ

ABRÉGÉ

DE LA VISION

OU

Appendice sur les facultés oculaires

CONSIDÉRÉES

DANS LEUR ÉTAT NORMAL ET DANS LEUR ÉTAT MORBIDE

PAR

François Noguès

OPTICIEN

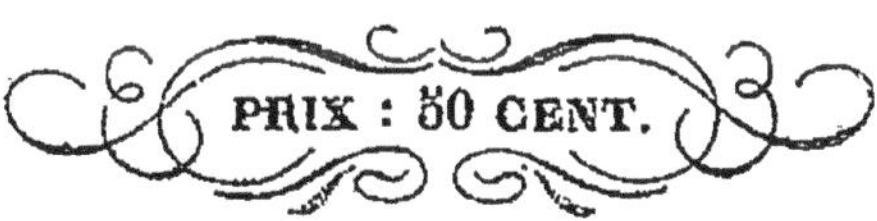

TARBES

IMPRIMERIE DE J.-A. FOUGA, RUE BOURG-VIEUX

1859

AVANT-PROPOS.

L'œil, organe de la vision, est une des parties les plus importantes et les plus délicates de la constitution humaine. Placé au rang des phénomènes de la vie, il a, comme tous ces phénomènes, sa cause et ses effets, ses principes connus et ses mystères. Son état complet d'organisation ne suffit pas toujours pour maintenir la régularité des mouvements que lui impriment tous les moteurs destinés à assurer le libre et perpétuel exercice de ses fonctions. Sa sensibilité extrême, ses rapports intimes avec le cerveau, dont il forme une expansion, ses affinités avec les vaisseaux sanguins et lymphatiques, l'exposent à chaque instant à éprouver des affections qui altèrent son existence, dénaturent ou suppriment ses fonctions et attestent d'une manière déplorable les tristes conséquences que produit la solidarité dans les infirmités humaines.

En offrant au public ce précieux opuscule que lui recommandent l'importance des matières que je viens traiter devant lui, et une longue expérience acquise dans de pénibles travaux et dans de longs voyages, mon intention n'est point d'interroger la science médicale, ni d'ambitionner une admiration qu'une plume éloquente pourrait seule conquérir ; je n'aspire qu'à un seul but : celui de constater des faits physiques et d'en recueillir les conséquences pour assurer la conservation de la vue.

Dans une première partie, je considérerai l'œil dans son état de perfection et avec le concours des agents chimiques qui jouent un rôle important dans l'exercice de ses facultés et de ses prérogatives.

Dans la deuxième, j'indiquerai les affections principales qui sont de nature à amener.

sa détérioration ou sa perte, ainsi que les moyens de prévenir leur apparition ou d'arrêter leurs ravages.

En d'autres termes, je décrirai l'œil et ses fonctions importantes, soit dans l'état naturel, soit dans l'état anormal.

Puisse cet hommage pur et sincère d'un cœur dévoué, modeste et généreux enrichir le domaine des observations utiles et faire le bien de l'humanité !

F. N.

TRAITÉ
ABRÉGÉ
DE LA VISION
OU
APPENDICE SUR LES FACULTÉS OCULAIRES
CONSIDÉRÉES

Dans leur état normal et dans leur état morbide.

> La religion chrétienne peut seule résoudre le problème de la constitution humaine.
>
> L'art et la science sont le plus souvent impuissants pour la conserver.
>
> L'expérience seule peut apprendre à la secourir pendant ce court espace de temps qu'on appelle la vie.
>
> (FRANÇOIS NOGUÈS.)

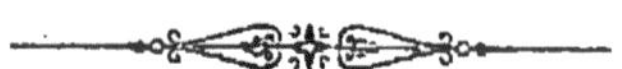

PREMIÈRE PARTIE.

DE LA VUE A L'ÉTAT COMPLET D'ORGANISATION.

Trois conditions sont requises pour que l'œil puisse fonctionner régulièrement d'une manière complète et parfaite. La première, c'est qu'il se trouve à l'état normal ; la deuxième consiste dans la présence réelle de la lumière ; la troisième résulte du concours de l'air.

CHAPITRE PREMIER.

De la vision normale.

Pour que l'œil soit à l'état normal, il convient que son globe ait une forme à peu près sphérique, que son orbite logé dans une cavité protège une grande partie de sa surface, qu'à cette forme se rattachent des organes accessoires, nommés par Haller *Tutamina oculi*, qu'il ait dans l'ensemble de son appareil son enveloppe fibreuse, ses membranes, ses parois, ses muscles, ses vaisseaux, ses voiles mobiles et son système sécrétoire.

Le perfectionnement de sa pupille nerveuse doit être tel qu'il puisse ressentir une vive impression à la plus légère apparition des effets produits par la lumière, car la lumière est à l'œil ce que le son est à l'oreille, ce que les aliments sont à l'existence humaine.

C'est par le nerf optique que l'œil est mis en communication avec le cerveau.

Ce nerf, par son épanouissement, constitue la *rétine*. L'on doit reconnaître toutes fois que cette opinion n'est point partagée par certains auteurs qui considèrent la rétine comme une membrane spéciale.

Quoi qu'il en soit sur ce point de dissidence, il n'en est pas moins certain que la rétine est le siége de la sensibilité et l'organe au moyen duquel les images répandues par la lumière sur les parois de l'œil arrivent jusqu'au cerveau.

L'enveloppe fibreuse et opaque qui entoure une grande partie de l'œil s'appelle *sclérotique.*

Sa partie antérieure reçoit une membrane transparente nommée *cornée.* Elle est tapissée à l'intérieur par une autre membrane fine, déliée, noirâtre, connue sous le nom de *choroïde.*

La trame celluleuse qui sépare la *sclérotique* et la *choroïde* porte le nom de membrane d'Arnold, et celle qui divise la *rétine* et la *choroïde* celui de membrane de Jacob.

La cavité formée par le globe oculaire est partagée en deux parties par le *cristallin*; c'est sur ce corps lenticulaire et transparent que viennent s'immager les objets extérieurs. La partie située devant la cloison, formée par le *cristallin*, renferme un fluide nommé *humeur de morgagni*, ou plus vulgairement *humeur aqueuse.* Dans la partie postérieure de cette cloison se trouve l'*humeur vitrée.*

La cavité située en avant du cristallin est à son tour fractionnée en deux portions par une membrane nommée *iris*. Cette membrane est percée vers le milieu d'un trou rond, dont les dimensions varient selon les contractions ou les dilatations produites par les diverses impressions de la lumière : ce trou est la *pupille*.

L'*iris* est environné de filaments presqu'imperceptibles aux sens et rangés en faisceau comme un anneau frangé nommé *ciliaire*.

Au centre de la pupille correspond le centre du cristallin.

Les muscles qui donnent le mouvement à l'œil sont au nombre de six. Chacun d'eux reçoit son nom de la destination particulière qui lui est assignée.

Les paupières remplissent les fonctions de voiles mobiles. Elles se replient ou recouvrent l'œil au moyen d'une couche musculaire et d'une membrane muqueuse qui s'étend sur leur face interne. Cette membrane, désignée sous le nom de conjonctive, a dans ses dépendances la *caroncule lacrymale*, dont le nom explique suffisamment le rôle.

La description sommaire que je viens de présenter suffit pour faire comprendre combien la vision est le résultat d'une foule de petits appareils anatomiques et de combinaisons physiques, dont la multiplicité et la fragilité, au plus léger incident qui vient déranger leur harmonie, sont de nature à faire éprouver des détériorations à l'œil. Pour atténuer l'effet de ce dérangement, comme pour prévenir son apparition et les graves désordres qu'il produit dans la vision, il importe de venir en temps opportun au secours de la nature par les nombreuses ressources de l'art. Les instruments d'optique remplissent dans leurs diaphragmes le même rôle que l'*iris* joue dans l'œil. Comme lui, ils ont leur pupille et leur corps lenticulaire; comme l'*iris* aussi, leur face peut être diversement colorée.

Ces ressemblances indiquent de quelle utilité sont de bons verres d'optique et quel secours efficace ils peuvent porter au corps humain, en fortifiant et en conservant les conditions physiques de son appareil oculaire.

C'est en tenant un compte exact et minutieux de tous les phénomènes physiques dont j'ai été témoin, dans les diverses régions que j'ai parcourues, et en les rapportant à la constitution oculaire dont je viens d'entretenir mes lecteurs, que je suis parvenu à créer divers instruments d'optique ou visuels qui peuvent suffire à tous les besoins et à tous les intérêts.

CHAPITRE II.

Du concours de la lumière et de son influence sur la vision.

La lumière est sans contredit une des plus belles œuvres de la création. Dieu la fit le premier jour pour permettre à l'homme de contempler les magnificences de l'univers. La lumière est tellement nécessaire que sans elle la vision serait impossible. En dissipant les ténèbres, elle permet à l'œil d'utiliser ses facultés, soit par une transmission directe de la lumière, soit par *réflexion*, soit par *réfraction*, d'où il suit qu'on distingue trois sortes de lumières : la lumière *directe*, la lumière *réfléchie* et la lumière *réfractée*.

La cause efficiente de la lumière a donné lieu à une assez grande controverse. Il importe peu pour la matière que nous traitons de savoir si la théorie de Newton sur l'émission doit être préférée à l'opinion de Descartes, et de s'assurer ainsi si la lumière se produit comme les corpuscules émanés des corps odorants ou bien si elle est une suite, une file de molécules dont les mouvements ne sont autre chose que de petites oscilations se répétant continuellement.

Ce qu'il suffit de savoir, c'est que les corps

lumineux se propagent comme les corps sonores, en communiquant leurs particules à un fluide élastique qu'on nomme *éther* ; ils forment dans l'air des *ondes lumineuses* qui parcourent des distances plus ou moins considérables, selon la force de leurs vibrations.

La théorie des *ondulations lumineuses* appartient au docteur Young. Ses progrès sont dus aux travaux plus récents de Fresnel.

La quantité de lumière répandue sur l'unité de surface d'un corps éclairé s'appelle *intensité de la lumière*.

Son *aberration* résulte des mouvements terrestres qui s'opèrent durant la transmission, ce qui nous fait rapporter les corps lumineux dans un tout autre endroit que celui où ils sont réellement. La théorie sur l'aberration de la lumière se rattache à l'astronomie.

On nomme *rayon de lumière* la ligne que suit la lumière en partant d'un corps lumineux et en se propageant.

On considère que ce rayon est réfléchi lorsque après avoir rencontré une surface, il se replie vers le milieu qu'il a traversé.

La *réfraction* est la déviation que la lumière éprouve à son entrée dans les milieux diaphanes, lorsque la direction n'est pas normale à leur surface.

Le point par lequel elle entre dans un milieu s'appelle *immersion*.

La *diffraction* résulte des changements de direction qu'impriment à la lumière les surfaces réfléchissantes et les milieux réfringents.

Tels sont les principes les plus élémentaires sur l'origine, la marche, l'intensité de la lumière.

Nous n'avons à en faire l'application qu'en ce qui touche les impressions que la lumière produit sur l'organe de la vue.

L'œil, en faisant usage de la lumière fonctionne comme un véritable instrument d'optique.

Comme lui, il exerce ses pouvoirs refringents; il a sa lentille transparente, ses angles et son axe de vision; mais, à la différence de cet instrument, sa sensibilité s'émousse par la fréquence des sensations.

Sa puissance, d'ailleurs circonscrite, ne peut franchir les limites que la nature lui a assignées qu'avec le secours des verres.

La distance de la *vue distincte* est fixée en moyenne à 0 m. 30.

Les deux limites entre lesquelles la vue conserve encore quelque netteté et que l'on nomme *champ de a vision* forment deux points lumineux qui diffèrent d'un sixième environ du diamètre de l'œil.

La lumière suit dans l'œil la même marche qu'elle suivrait à travers plusieurs lentilles réunies. Les rayons lumineux parviennent sur la *cornée transparente* avec un peu de divergence ; mais ils sont réunis de nouveau par le *cristallin*, plus convexe et plus réfringent que les autres corps atteints ; lorsqu'ils sortent du cristallin, ces rayons traversent l'*humeur vitrée* et viennent former par la transmission un foyer situé sur la rétine.

Cette propagation de la lumière dans l'œil démontre que c'est par l'intervention du *cristallin* que l'aberration de sphéricité tend à diminuer dans l'organe de la vision.

Lorsque l'œil n'a pas un pouvoir convergent suffisant, il faut suppléer à ce défaut de convergence par une lentille convexe.

Si la lumière offre à l'œil d'immenses avantages, puisque sans elle la vision ne saurait exister, elle présente aussi quelquefois de graves inconvénients qu'il importe d'éviter. Principe vivifiant de la vue, lorsque sa modération la met en harmonie avec les besoins que réclament les fonctions visuelles, elle peut, dans beaucoup d'occasions en compromettre l'exercice par la multiplicité comme par la dilatation de ses rayons. Un excès de lumière est de nature à amener un état de surexcitation qui peut souvent dégénérer en ophtalmie. Une lumière trop éclatante provenant du soleil ou des corps incandescents, lorsqu'elle est surtout prolongée, peut occasionner l'altération des fonctions visuelles. Ainsi, les voyageurs obligés de parcourir des pays chauds, en subissant les ardeurs du soleil, ressentent souvent les funestes effets de l'intensité de la lumière. Les forgerons, les fondeurs en métaux, les verriers, les fabricants de porcelaine éprouvent quelquefois dans leurs opérations une réfraction nuisible à leur vision ; de longs travaux d'écriture durant la nuit, un travail excessif, une vie trop sédentaire sont aussi des causes d'affaiblissement de la vue. Les sables du désert, dans les pays chauds tels que l'Afrique, répercutent les rayons brûlants du soleil d'une manière dangereuse pour la vision. Il est beaucoup plus facile de prévenir tous ces accidents par de sages précautions que d'en effacer les traces par des remèdes trop souvent impuissants.

En terminant les observations que nous avions à présenter sur la lumière, disons quelques mots quant à elle sur les instruments d'optique.

Le miroir est un instrument de réflexion et la

lentille un instrument de réfraction; chacun d'eux, le dernier surtout, est un agent puissant de vision.

Nous laissons avec tous leurs avantages dans le domaine de la science la loupe, le mycroscope, la lunette terrestre, le télescope. La lentille seule doit exciter principalement notre attention. Nous y reviendrons en son temps.

CHAPITRE III.

De l'air.

Les qualités physiques de l'air devant naturellement exercer une assez grande influence sur la vision, nous expliquerons brièvement son analyse.

L'air atmosphérique est un être composé dans lequel entrent trois sortes d'éléments :

1° Les parties constantes composées de deux éléments, l'oxigène et l'azote;

2° Les parties variables composées de deux corps, l'acide carbonique et l'eau; ces deux corps sont variables en proportion de l'état de l'air;

3° Les parties accidentelles. Elles sont composées de gaz ammoniaque ou azoture d'hydrogène, de substances végétales en décomposition, d'hydrogène, de carbonne, qui sont des gaz inflammables, d'acide oxatique qu'on remarque dans l'eau de pluie d'orage et de beaucoup d'autres corps dont la chimie n'a pu parvenir jusqu'à ce jour à constater la présence.

Un litre d'air pèse un gramme et trois décigrammes; c'est en raison de ce poids que l'air exerce sur tous les corps une pression assez énergique.

La combinaison de l'air n'a pas lieu en proportion définie; c'est un simple mélange. Cette circonstance explique la facilité de distraire l'oxygène sans prendre l'azote.

Toutes les perturbations que l'air éprouve dans sa constitution normale sont de nature à déranger l'organe de la vue. L'œil ne peut fonctionner là où n'existe pas la vie, et la vie, à son tour, ne saurait exister qu'avec un air normal et respirable.

Ainsi, toutes les fois que l'oxygène de l'air est absorbé en laissant dégager l'azote, que l'acide carbonique vient se substituer à l'oxygène ou se mêler en trop grande proportion avec lui, toutes les fois que des matières organiques ou inorganiques entrent en décomposition, que, par suite de cette décomposition, des gaz délétères se forment, la vie et par conséquent l'œil peuvent éprouver des dangers réels.

Comme l'air se combine avec la lumière et que celle-ci, ainsi qu'on l'a déjà démontré, est indispensable pour la vision, il en résulte que les qualités physiques, comme les défectuosités de l'un et de l'autre, deviennent en quelque sorte communes à la vision.

La pression atmosphérique exerce aussi une influence sensible sur l'œil. Ainsi, lorsqu'on fait une ascension sur une montagne élevée, l'air devenant plus léger, le sang se porte avec violence vers les tissus capillaires, l'œil rougit immédiatement et éprouve une sensation pénible.

Un changement subit de température, un refroidissement trop vif, une surexcitation d'oxigène causée par les vents d'orient prédisposent quelquefois les yeux à une inflammation générale.

Ce n'est point avec des formules plus ou moins prétentieuses, administrées par de faux savants comme une panacée universelle à tous les maux, qu'il convient de chercher à détruire les altérations visuelles que je viens d'indiquer. Il suffit de ramener à leur état naturel les tissus de l'appareil oculaire, de les faire jouir d'une lumière pure et d'un air respirable, en un mot de rendre à la vision toutes les conditions qui constituent son état normal.

DEUXIÈME PARTIE.

DE L'ÉTAT MORBIDE DE L'OEIL.

Un grand nombre de maladies peuvent affecter l'œil, et dans certaines circonstances entraîner sa perte. Guillemeau, qui a écrit sur ces maladies en 1585, en comptait à cette époque cent treize, de nature différente. Ce nombre peut être considéré de nos jours comme ayant considérablement progressé depuis la fin du XVIe siècle.

Pour suivre cette grande nomenclature, il faudrait posséder des connaissances médicales que je n'ai pas. Mon dessein n'est d'ailleurs, je l'ai indiqué dès le principe, de ne m'occuper de l'œil et de ses affections qu'au point de vue physique.

Je n'indiquerai donc que les principales affections, et je les réduirai au nombre de cinq, savoir : 1° l'ophtalmie ; 2° le strabisme ; 3° la cataracte ; 4° la myopie ; 5° la presbytie. Reprenons en détail chacune de ces cinq affections.

Nous ajouterons ensuite quelques réflexions sur les désordres occasionnés par l'âge et sur les différents effets des verres d'optique.

CHAPITRE PREMIER.

De l'ophtalmie.

L'*ophtalmie* n'est autre chose que l'état inflammatoire des membranes de l'œil et principalement de la conjonctive, dont le rôle prédispose à ce genre d'affection.

L'on distingue deux sortes d'ophtalmie : l'une externe et l'autre interne.

La première n'affecte que la conjonctive, la sclérotique et la cornée.

La seconde parcourt les cavités du globe oculaire.

C'est à ce double point de vue qu'il convient de considérer l'ophtalmie sous le rapport physique.

Ainsi nous laisserons de côté la distinction faite par un grand nombre de docteurs entre l'ophtalmie catharrale, rhumatismale, traumatique, scrofuleuse, vénérienne, etc.

Si nous recherchons les causes qui engendrent en général l'ophtalmie, il suffira de rappeler ce que nous avons dit de la lumière et de l'air. Un excès de lumière, un air méphitique ou délétère suffisent pour produire l'ophtalmie. Un sang trop abondant ou vicieux, des humeurs acres de diverse nature déterminent aussi cette inflammation.

L'ophtalmie est une affection très commune et généralement répandue dans toutes les classes de la société. Son origine est souvent lymphatique ou dartreuse; elle se trouve entretenue à la face interne des paupières par de petites grannulations.

Il ne suffit pas que la médecine cherche à la combattre par des saignées, par la belladonne et par les autres narcotiques, par les anti-plastiques et par les collyres astringents ou caustiques, il faut encore que les instruments d'optique viennent en aide aux secours médicaux. Tandis que le système dépuratif agit sur la masse du sang ou des humeurs, tandis que des solutions diverses réduisent l'organe affecté, il est indispensable que des instruments d'optique modifient pour lui les effets de la lumière et de l'air, et viennent ralentir ses sensations. C'est pour cette maladie que j'ai fait usage avec le plus d'avantage des verres plats de couleur cendre assez foncée. L'emploi de ces verres soulage considérablement la vue et concourt ainsi à faire disparaître l'irritation, cause première de la maladie.

Il ne faut donc pas dédaigner de faire concourir les secours de l'optique avec les sages prescriptions de la médecine.

CHAPITRE II.

Du strabisme.

Le *strabisme* n'est autre chose que la déviation oculaire. Il existe toutes les fois que l'axe visuel est distrait de la direction normale, soit horizontalement, soit verticalement.

Le strabisme est simple ou double, *congénial* ou *accidentel*, *convergent* ou *interne*, *divergent* ou *externe*, *ascendant* ou *supérieur*, *descendant* ou *inférieur*.

Il peut être combattu par les traitements médicaux, par les opérations chirurgicales, par le bon usage des instruments d'optique.

La méthode curative à employer varie selon les causes qui ont donné naissance à cette infirmité. Tantôt ce sont des médications évacuantes, tantôt des toniques et des anti-spasmodiques qui sont employés selon les circonstances.

Quoique M. Baudens affirme qu'on doit opérer dans tous les cas, il paraît certain que le strabisme ne peut en tout évènement être soumis avec succès à l'opération chirurgicale.

Ainsi, M. Philip indique certaines catégories qu'on ne doit point opérer.

Ainsi encore, dans un mémoire présenté à la

Faculté des sciences, en 1841, par M. J. Guérin, ce savant a démontré que si le strabisme est susceptible de guérison ou d'amélioration par la section des muscles de l'œil, l'opération ne doit pas être tentée lorsque le strabisme est réfractaire à cette opération.

Une difficulté qui est restée jusqu'à ce jour insoluble, c'est de savoir à quel âge un sujet atteint de strabisme peut être opéré.

Au cas de strabisme double, une question qui divise encore les auteurs et les hommes de l'art chirurgical consiste à savoir si l'opération doit avoir lieu d'un seul côté ou des deux côtés et, dans ce dernier cas, si elle doit être faite simultanément.

Il importe enfin de remarquer qu'après l'opération chirurgicale, quelque bonne qu'on la suppose, la déviation oculaire peut encore se reproduire.

En présence de toutes les difficultés que l'état de la science médicale et chirurgicale laisse encore insolubles, les secours de l'optique paraissent être les seuls moyens que l'on peut invoquer avec quelque certitude ou tout au moins avec une espérance fondée.

Buffon, partant de ce principe, que dans toute espèce de strabisme il y a inégalité dans la force visuelle des deux rétines, et que cette inégalité est le seul motif de l'infirmité, fit de cette idée la plus heureuse application à la thérapeutique. Il comprit qu'en nivellant la force des rétines, le strabisme cesserait d'exister. On peut remplir cette indication en fortifiant l'œil faible, en affaiblissant l'œil fort. On couvre l'œil fort d'un bandeau afin d'obliger le sujet affecté à ne se servir pendant quelque temps que de l'œil défectueux.

Par ce procédé, Buffon atteste qu'il a obtenu un grand nombre de guérisons.

Pour le rendre plus efficace, M. C. Leblanc propose d'y ajouter la lecture latérale.

M. Roquetta indique encore, pour mieux assurer la guérison, le moyen d'ajouter l'action du galvanisme à celle du bandeau en permanence, afin de tonifier la rétine du côté faible.

Sans entendre condamner ni la doctrine et les expériences de Buffon, ni les procédés galvaniques, ni les traitements médicaux, ni les opérations anatomiques, je crois pouvoir poser en principe que le strabisme est de sa nature une infirmité incurable, et que le seul moyen de la modifier et d'approcher le plus possible d'une guérison consiste à faire usage des verres d'optique.

Je commence par avouer que je crois avoir reconnu dans maintes expériences la répugnance qu'éprouvent les personnes atteintes de strabisme à se servir de lunettes ; elles préfèrent, en général, pour venir au secours de leur vue affaiblie, se servir de la loupe avec un verre d'un grand diamètre. Pour ce qui me concerne, je pense, d'après les indications que m'a fournies une longue expérience, que, tandis que pour l'un des deux yeux (le plus faible) on doit employer le verre concave, pour l'autre il faut se servir d'un verre convexe. Cette règle, bien entendu, ne doit s'appliquer qu'au cas où les deux yeux n'ont pas la même portée dans la vision et distinguent par conséquent les objets à des distances inégales.

Il vaut mieux, je crois, effacer la discordance qui existe dans les forces visuelles, en compensant leur irrégularité par une irrégularité en sens contraire dans les verres et en combinant la portée de ces verres, de manière à ce que l'on fasse *chasser les yeux du même pied.*

C'est le seul moyen de donner à la vue une direction régulière et convenable et de faire cesser ses écarts.

Quelque respect que j'ai pour l'opinion si imposante de Buffon, je ne puis admettre l'immobilité d'un œil pendant que l'autre fonctionne. L'exercice simultané des deux yeux me parait indispensable, et cet exercice ne peut présenter aucun inconvénient par la compensation des forces visuelles que peuvent procurer deux verres de nature différente. J'ai vu dans mes voyages beaucoup de personnes devenir entièrement aveugles pour avoir négligé l'exécution du conseil que je donne.

Les enfants nouveaux-nés qui sont atteints de strabisme doivent être l'objet de plus grands ménagements que les personnes avancées en âge ; on ne doit les exposer qu'à un demi-jour ; l'intensité de la lumière serait dangereuse pour leur état. Lorsque l'infirmité est récente, un corps brillant placé dans la direction opposée au strabisme pourrait faire cesser la déviation de l'axe visuel.

A un âge un peu plus avancé, on peut leur imposer l'usage des lunettes dites louchettes, en cuivre, en baleine ou en carton. On peut d'ailleurs les exercer à des jeux ou à des exercices gymnastiques oculaires qui suffisent parfois à rétablir l'œil dans sa position naturelle.

De tout ce que je viens d'écrire, il faut conclure que si le strabisme, après des remèdes désagréables au goût et des opérations chirurgicales douloureuses, résiste à la guérison, il cède beaucoup plus souvent à l'influence des verres d'optique, dont la force varie selon la proportion des besoins, mais dont la présence n'incommode jamais le malade et ne peut qu'améliorer son état.

CHAPITRE III.

De la cataracte.

La cataracte est une infirmité qui provient de l'opacité du cristallin ou de sa capsule.

Cette infirmité, fréquente dans la vieillesse chez les personnes des deux sexes, se montre rarement dans l'enfance ou dans les premières années du jeune âge.

Quoique grave, elle n'est pas incurable ; mais, dans tous les cas, lorsqu'elle est complète, elle donne lieu à une opération par abaissement ou par extraction, de manière à rétablir le cristallin dans son état primitif.

Dans cette infirmité, l'intervention des verres d'optique ne peut venir que comme moyen accessoire de l'opération. Ces verres servent surtout à éviter l'inflammation qui peut se développer après que la capsule du cristallin a été incisée, soit qu'il y ait eu deux yeux malades, soit qu'il n'y en ait eu qu'un, soit enfin qu'on les ait opérés simultanément ou à deux époques différentes.

Dans tous les cas, peu de temps après cette opération, on doit employer des verres convexes ou périscopiques. Ceux-ci me paraissent même préférables, suivant les degrés de la vue du sujet opéré. Ces verres peuvent indistinctement être blancs ou coloriés. Toutefois, une couleur foncée me paraît meilleure.

CHAPITRE IV.

De la myopie.

On peut définir la myopie une restriction plus ou moins considérable dans le *champ de la vision.* Par elle, la vue devient anormale et irrégulière; les objets de petite dimension n'apparaissent au myope que lorsqu'ils effleurent pour ainsi dire ses yeux.

Dans l'espace resserré que lui a laissé la nature, il perçoit les objets et les distingue aussi nettement que dans l'état naturel; mais, par un contraste qui semble frappant entre sa capacité et ses goûts, le myope se plait à écrire très fin et à lire les livres imprimés en petits caractères.

Lorsqu'il y a inégalité de perception, le myope ne se sert que d'un œil; c'est une mauvaise habitude qui peut occasionner le strabisme.

A cause de sa faible capacité, la vue du myope

doit être considérablement ménagée pour éviter une déchéance complète.

Le seul moyen de conservation consiste dans l'emploi de bonnes lunettes.

CHAPITRE V.

De la presbytie.

Le dessèchement de l'humeur aqueuse et de l'humeur vitrée, causé ordinairement par un grand âge, amène cette infirmité. Ses effets sont entièrement opposés à ceux de la myopie, car plus la distance est grande et plus il semble que le presbyte perçoit distinctement les objets qu'il veut considérer. Dans ce cas, l'emploi des lunettes à verre convexe doit être réglé selon le retrait du globe oculaire. Ces verres doivent être aussi d'une qualité supérieure, très polis, afin que la vue puisse les traverser sans effort.

Le presbyte aime la lumière très vive, parce que son éloignement ne peut le fatiguer ; le myope, au au contraire, recherche la lumière douce, parce qu'étant rapprochée, elle est moins fatigante pour lui.

La presbytie, étant le résultat de l'âge, est toujours incurable ; mais des verres d'optique de qualité supérieure viennent encore dans ce cas avec succès au secours des infirmités humaines.

CHAPITRE VI.

Effets de l'âge sur la vision.

Dans l'esquisse que j'ai présentée aux cinq chapitres qui précédent celui-ci, j'ai indiqué d'une manière rapide et à grands traits les principales infirmités qni assiégent l'œil et altèrent d'une manière sensible ou détruisent entièrement ses facultés ; je pourrais ajouter sans exagération que quelle que soit l'infirmité qui survient, elle engendre toujours de grandes douleurs et des souffrances dont il serait impossible de mesurer l'étendue. Ces souffrancesne peuvent dans tous les cas disparaître qu'après un long délai, et par conséquent après un traitement longtemps soutenu.

Il faut encore pour que ce traitement soit efficace que la force de tempéramment du malade lui vienne en aide, car avec un sang affaibli et avec les infirmités inséparables de la vieillesse, la vision, presque détruite ou considérablement affaiblie ne saurait recouvrer la force nécessaire pour exercer ses prérogatives ordinaires.

Cette observation démontre qu'il ne faut point

attendre pour restaurer un appareil oculaire incomplet que ses membranes, ses muscles et ses vaisseaux soient affaiblis ou ruinés par l'âge.

C'est autant que possible en utilisant les forces de la jeunesse ou de l'âge mûr qu'il convient de chercher à effacer les causes qui nuisent à la netteté de l'expression des images que la lumière réfléchit sur le cristallin.

La vision, alors surtout qu'elle est empreinte de certaines défectuosités naturelles ou accidentelles, est destinée à s'user et à s'anéantir comme tous les corps terrestres, et lorsqu'elle est perdue sans retour, tous les secours de l'art deviennent stériles, parce que la nature les frappe d'impuissance.

L'usage le plus modéré de l'air et de la lumière, après de longues années, modifie toujours les facultés oculaires, parce que la résistance et le frottement entre tous les corps qui existent dans la nature, quelle que soit leur affinite, les use insensiblement et finit par les détruire.

Pour remédier à ce grave inconvénient, il faut reconnaître qu'il pent être infiniment utile de placer, presqu'aux portes de la vie qui commence, le *champ d'une lunette*, près du *champ de la vision*. Le *diaphragme* de l'œil conserve d'une manière irrévocable sa force et sa pureté, au moyen du pouvoir lenticulaire ; le pouvoir amplifiant et conservateur de la lunette agit en sens inverse du pouvoir destructeur du temps. Ce pouvoir s'exerce d'ailleurs avec des effets et des avantages plus certains lorsque les forces visuelles existent dans toute leur plénitude que lorsque ces forces ont disparu ou ont été entraînées par les chutes de la vieillesse.

Les objets terrestres vus à l'œil nu, quelle que soit leur dimension et leur distance, usent beaucoup plus les facultés visuelles, lorsque les rayons lumineux forment directement leur angle d'incidence dans l'appareil oculaire, que lorsque ces rayons viennent se réfléchir, se concentrer sur un instrument d'optique qui lui sert d'intermédiaire.

Ainsi, l'on doit tenir pour constant que les ravages du temps sont plus difficiles à réparer que ceux produits par les infirmités naturelles ou accidentelles, ou plutôt il est vrai de dire que ces infirmités sont incurables quand elles sont le résultat de l'âge avancé du sujet qui en est atteint, et que, pour prévenir celles-ci comme pour guérir celles-là, le meilleur moyen à employer consiste dans l'usage anticipé de bons instruments d'optique.

Ces instruments, beaucoup plus puissants pour prévenir que pour effacer les affaiblissements et la privation partielle de la vue constituent avant l'apparition des infirmités un acte de conservation et de prévoyance qu'on ne saurait assez recommander.

L'inobservation de cette mesure, en conduisant à la cécité, est de nature à causer des regrets éternels, à provoquer des déterminations violentes, extrêmes, et à ouvrir la tombe par le désespoir. Combien d'exemples ne pourrait-on pas citer de personnes mortes par suite du chagrin inséparable de la suppression des yeux. Si les instruments d'optique eussent été découverts avant le XVIe siècle, Sésostris ne se fut peut-être pas suicidé.

Le besoin naturel qu'éprouve l'homme de veiller à sa conservation, les préceptes de la loi divine qui consacrent le principe de l'inviolabilité de la vie humaine, le désir de jouir des bienfaits si nécessaires de la lumière et de contempler les merveilles que Dieu a répandues à la surface de la terre, concourent donc également pour prescrire d'une manière impérieuse le devoir d'assurer la conservation des voies oculaires par l'emploi des moyens que la science et les arts ont indiqué aux imperfections de l'humanité.

Ainsi, en faisant de bonne heure, c'est-à-dire dans un temps opportun, usage de bons verres, on prévient les infirmités accidentelles et celles qui sont inséparables de l'âge et du long usage de la vision...

CHAPITRE VII.

Quelles doivent être les qualités des verres d'optique et quels sont leurs effets.

Avant d'examiner les ressources que l'art peut retirer de l'emploi des instruments d'optique, il importe d'énoncer et, au besoin, de rappeler que le rayon visuel est la réunion des effets de la lumière, ramenés de la surface d'un corps vers le centre du disque oculaire.

Le verre qui a la forme convexe; c'est-à-dire celui dont l'épaisseur diminue insensiblement en s'éloignant du centre vers la circonférence, concentre comme le disque oculaire le pouvoir amplifiant, résultant de la réunion des effets lumineux produits sur les divers points de son diamètre. C'est en proportion de l'augmentation de ce diamètre que le pouvoir amplifiant de la lunette va en grossissant.

Ce pouvoir se calcule aussi par le rapport géométrique des distances focales lorsqu'il y a deux verres.

On appelle distance focale l'espace qui sépare les deux verres du foyer.

Ces deux verres, lorsqu'ils sont convexes et inégaux forment la lunette astronomique. Celui qui est tourné vers l'objet qu'on veut considérer s'appelle *objectif* et reçoit les rayons qni en émanent pour les infléchir dans l'intérieur de la lunette en un point qu'on appelle *foyer*. Le verre situé du côté de l'œil s'appelle *oculaire*; il est plus petit que l'autre. C'est par le point de coïncidence qui forme son foyer avec celui de l'*objectif* que la lunette permet de percevoir distinctement les objets.

Les instruments d'astronomie rentrant plutôt dans le domaine scientifique que dans celui des nécessités de la vision, nous ne nous en occupons que pour invoquer ce principe commun à tous les verres de forme convexe, que leur pouvoir amplifiant est toujours en rapport avec l'étendue de leur circonférence.

Ce principe s'applique surtout à ceux qui sont atteints de presbytie ou qui peuvent être menacés de cette infirmité, parce que leur vision a besoin d'un verre qui, pour employer une expression technique, *doit donner du champ*.

De ce que nous venons de dire pour le presbyte, il résulte que la lunette qui n'a qu'un verre ne peut faire voir les objets extérieurs qu'autant que ce verre est approprié aux besoins de la vision. Le mode de réfraction de la lumière doit, en effet, s'opérer en proportion du genre de réfraction du disque oculaire, près duquel le même verre est placé.

Ainsi, un individu presbyte d'un œil et myope d'un autre devra employer pour le premier un verre convexe, tandis que pour le second il se servira d'un verre à forme concave.

Le verre concave rapproche les objets en rassemblant les rayons lumineux autour de son disque sans les centraliser vers le milieu.

La forme concave varie à l'infini et ne suit pas comme la forme convexe des proportions déterminées. Cette forme se présente selon les degrés de la myopie et les besoins du sujet affecté sous vingt-quatre nuances différentes qui forment autant de numéros.

Chacun des deux disques oculaires doit recevoir exactement le numéro qui lui convient, car il est facile de comprendre que si un individu peut être à la fois presbyte et myope, il peut à plus forte raison être atteint de chaque côté, à un degré différent, de myopie.

La lentille est le point de concentration des rayons lumineux dont la réunion tend à faire grandir les objets que l'on considère.

Elle est toujours le résultat de la forme convexe d'un verre. Cette forme est donc indispensable pour la loupe, et il s'en suit que la lentille est parfaitement appropriée aux besoins du presbyte.

Indépendamment du verre convexe dont ce dernier doit faire usage et du verre concave que doit employer le myope, l'un et l'autre de ces individus peuvent user simultanément d'un autre genre de verre, que nous avons déjà désigné dans cet opuscule sous le nom de *périscopique*.

On appelle verre périscopique celui qui est bombé d'un côté et concave de l'autre, et il y a cette différence que lorsque ce verre sert pour la presbytie, son épaisseur doit augmenter vers le milieu, tandis que pour le myope, cette épaisseur diminue au centre du disque oculaire et augmente sur les bords ou les extrémités du diamètre du verre.

Dans tous les cas, le presbyte et le myope doivent disposer le verre périscopique de telle sorte que la partie creusée soit placée du côté de l'œil, et la partie bombée du côté où se trouvent les objets que l'on veut apercevoir.

Le verre périscopique est aussi employé dans la cataracte; mais, à raison de cette infirmité, on préfère l'usage des verres bombés de chaque côté.

Quelle que soit la qualité et la forme des verres mis en usage pour le service oculaire, la lunette doit montrer les objets éloignés au moyen des verres réfractant parfaitement la lumière qui les traverse.

Une foule de circonstances dont il faut tenir compte dans sa construction exercent une grande influence sur sa qualité.

Sa première qualité est le *grossissement*, sa seconde, la *clarté*; elle doit rendre les objets d'une manière pure et nette, dégagés de toutes couleurs étrangères. Son *champ apparent* doit être enfin aussi grand que possible.

En résumé, une bonne lunette est un instrumen précieux pour la vue et pour la santé. Les bons verres d'optique dont elle est pourvue préviennent les infirmités et contribuent considérablement à les guérir, lorsqu'ils ne sont employés qu'après leur apparition. Leur emploi dans la jeunesse et dans l'âge mûr garantit une bonne vision dans la vieillesse. Dans toutes les conditions et à chaque époque de la vie, ils sont le meilleur obstacle à la cécité.

En présence de leurs salutaires effets, on ne doit jamais, ni par respect humain, ni par négligence, hésiter à invoquer le secours des instruments d'optique lorsque leur usage est reconnu nécessaire. Le moindre retard est de nature à produire des désordres incalculables dans le disque oculaire.

L'intérêt mercantille, qu'on le croie bien, est peu de chose dans la vente des verres d'optique, mais l'intérêt humanitaire est immense ; je serais heureux si je pouvais, au moyen de cet opuscule, faire pénétrer dans l'esprit de mes lecteurs les grandes considérations que ce dernier intérêt inspire.

Comme homme pratique, comme ami de l'art, comme citoyen dévoué, je devais dire à mon pays, à mes amis, à mes nombreux clients quel est le résultat des observations oculaires recueillies dans de pénibles labeurs, dans une longue expérience et dans de lointains voyages. Pénétré de cette conviction, j'ai considéré la rédaction des notes qu'on vient de lire comme l'accomplissement d'un devoir humanitaire. En remplissant ce devoir sacré, mes aspirations ne sont point allées jusqu'à ambitionner le titre d'auteur, que je ne mérite sous aucun rapport. J'ai voulu seulement venir au secours des vues faibles, malades ou infirmes. Le but que je me suis proposé sera atteint si mes conseils peuvent produire le moindre résultat utile. Un avantage si faible qu'il soit, quand il s'applique à l'existence humaine ou à la santé publique, est toujours un grand bienfait. Si ce bienfait n'était point réalisé par mon écrit, je ne m'en féliciterais pas moins de l'avoir tenté. Lorsqu'une intention louable dans son principe est frappée d'impuissance dans son résultat, son auteur conserve néanmoins le mérite d'une pensée honorable, et il acquiert toujours quelque droit à la reconnaissance publique.

FIN.

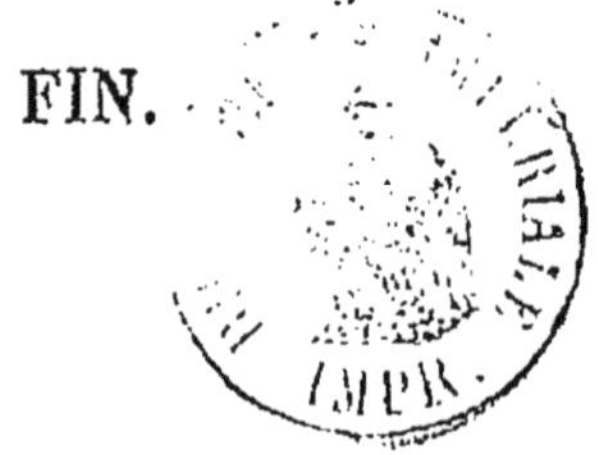

www.ingramcontent.com/pod-product-compliance
Ingram Content Group UK Ltd.
Pitfield, Milton Keynes, MK11 3LW, UK
UKHW020454230726
13925UKWH00005B/1929

9 782014 038941